ABLATION SOUS-PÉRIOSTÉE

DU

MAXILLAIRE SUPÉRIEUR

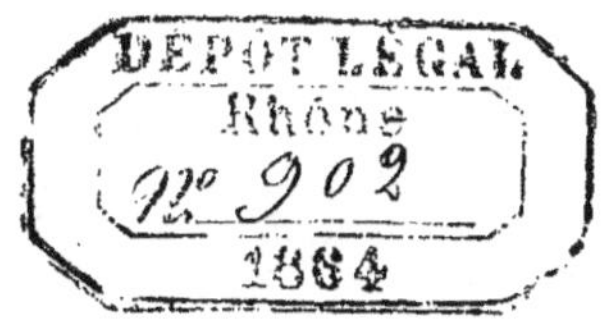

ABLATION SOUS-PÉRIOSTÉE

DU

MAXILLAIRE SUPÉRIEUR

COMME OPÉRATION PRÉLIMINAIRE

POUR LA DESTRUCTION D'UN POLYPE NASO-PHARYNGIEN

REPRODUCTION DE L'OS ENLEVÉ;

PAR

M. L. OLLIER,

Chirurgien en chef de l'Hôtel-Dieu.

LYON,

IMPRIMERIE D'AIMÉ VINGTRINIER,

Rue Belle-Cordière, 14.

—

1864

ABLATION SOUS-PÉRIOSTÉE

DU

MAXILLAIRE SUPÉRIEUR

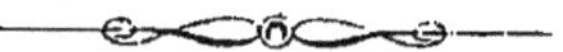

Lorsque M. Flaubert (de Rouen) proposa l'ablation du maxillaire supérieur comme opération préliminaire pour l'extirpation des polypes naso-pharyngiens, les chirurgiens se sentirent peu disposés à l'imiter. Les uns hésitèrent devant une opération dangereuse par elle-même et qui cependant ne constituait qu'un temps préparatoire; les autres reculèrent devant un sacrifice qu'ils jugeaient inutile. Quand on vit cependant que les récidives étaient très-fréquentes après les opérations usuelles, on se demanda si les repullulations du polype n'étaient pas dues à des ablations incomplètes et on montra moins de répugnance pour une méthode qui avait au moins le mérite d'éclairer la voie par où devait agir le chirurgien et le terrain sur lequel il devait manœuvrer. M. Verneuil a fait en maintes circonstances valoir les meilleures raisons en faveur de cette opération préliminaire, et plusieurs chirurgiens, M. Michaud (de Louvain) entre autres, lui ont fourni, par les succès de leur pratique, d'excellents arguments.

Comparée aux autres opérations préliminaires, l'ablation du maxillaire supérieur a un avantage incontestable; elle ouvre une voie large et permanente, et si elle exige un sacrifice, on peut être sûr qu'il ne sera pas en pure perte. Quand on a perforé la voûte palatine ou enlevé un os propre du nez, on fait une perte de substance plus facile à réparer, sans doute, et moins grave au cas où on ne la réparerait pas, mais le sacrifice peut être inutile en ne donnant pas assez de jour pour rechercher efficacement les racines du polype et en exposant, par cela même, à la récidive, tout comme dans les procédés aveugles dans lesquels on se contente des ouvertures naturelles sans chercher à les agrandir. Je n'ai pas ici pour but de comparer les diverses méthodes entre elles; je veux seulement montrer l'efficacité, et dans quelques cas, par cela même, la supériorité de celle que j'ai employée. Je n'aurai pas, du reste, de meilleur argument que l'observation que je vais rapporter avec détails. Il s'agissait d'un vaste polype récidivé remplissant complètement la cavité naso-pharyngienne; pour pénétrer jusqu'à lui, pour extirper tous ses prolongements et avoir ensuite sous mes yeux la surface sur laquelle il s'implantait, j'ai enlevé le maxillaire, bien qu'il fût parfaitement sain ; mais j'ai cherché à rendre cette opération aussi peu destructive que possible. Tout en me créant une large voie, j'ai ménagé certaines portions osseuses indispensables pour la régularité du visage, j'ai de plus conservé le périoste de celles que j'étais obligé de sacrifier. Diminuer la perte de substance, faire reproduire les parties enlevées, tel a été le double but que je me suis proposé d'atteindre pour prévenir les difformités consécutives du visage et par cela même répondre à la plus sérieuse des objections qu'on peut adresser à l'opération que j'ai pratiquée. C'est en modifiant le procédé opératoire ordinaire que je suis arrivé à ce résultat.

OBSERVATION. — Le nommé Antoine Perraud, âgé de 16 ans, né à Saint-Etienne (Ain), entre dans la salle Saint-Sacerdos, 96, service de M. Ollier, le 31 août 1863. Ce malade a déjà été opéré 2 ans auparavant d'un polype nasopharyngien par M. Delore, au moyen de l'écraseur linéaire, suivi de la cautérisation. Il y a 3 mois, le malade s'est aperçu d'une gêne dans la respiration et dans la déglutition; cette gêne n'a fait qu'augmenter et aujourd'hui il respire difficilement et il entre à l'Hôtel-Dieu dans un état qui nécessite une intervention chirurgicale immédiate.

Quand on explore la région pharyngienne, on voit une masse du volume d'un œuf repoussant en avant le voile du palais et empêchant complètement le passage de l'air par les fosses nasales. En explorant cette masse avec le doigt on reconnaît qu'elle s'implante sur l'apophyse basilaire, mais comme elle remplit complètement les fosses nasales en arrière, on ne peut pas délimiter sa base d'implantation. Le polype est plus volumineux à gauche, remplit toute la fosse nasale de ce côté et s'étend en avant jusqu'à la narine antérieure. Le sinus maxillaire n'est pas déformé antérieurement. Comme il s'agissait d'une récidive et qu'il était impossible de limiter la base d'implantation du polype, j'eus recours à l'ablation préliminaire du maxillaire supérieur et je pratiquai cette opération le 12 septembre 1863. Voici comment j'ai procédé :

Une première incision verticale, suivant le dos du nez et divisant la lèvre supérieure, est pratiquée sur la ligne médiane. On choisit ce procédé afin de pouvoir mettre à nu l'os nasal et le luxer en haut au besoin, si l'implantation du polype l'eût exigé. Une deuxième incision part de la commissure des lèvres à gauche et se dirige obliquement en haut et en arrière jusqu'au niveau de l'os malaire en suivant une ligne courbe à convexité inférieure. On fait une incision sur la gencive à partir de la canine et en suivant le rebord alvéolaire, à deux millimètres du collet des dents jusqu'à la partie la plus postérieure de la tubérosité maxillaire ; cette incision arrive du premier coup jusqu'à l'os. De son extrémité antérieure on fait partir une incision oblique se dirigeant vers l'épine nasale antérieure et allant, comme la précédente, jusqu'à l'os. On prend alors la sonde rugine et on décolle le périoste de bas en haut sur toute l'étendue de la face externe du maxillaire ; le périoste se détache avec la plus grande facilité et on a ainsi un lambeau peri-ostéo-cutané unique ; le nerf sous-orbitaire est coupé avec un bistouri au moment où la dissection du périoste arrive à son niveau.

Avec des cisailles incisives on coupe l'apophyse montante, puis avec un ciseau bien tranchant, introduit au niveau de la suture jugo-maxillaire, on détache l'os à ce niveau, en ayant soin de conserver intacte la

pointe formée par le prolongement orbitaire de l'os malaire.

Cela fait, on pratique une incision palatine suivant la
courbe des dents depuis la canine jusqu'à la dernière mo-
laire, en suivant de très-près le rebord gingival. De l'extrémité postérieure de cette incision on en fait partir une
deuxième transversale le long du bord postérieur de l'os
palatin ; on détache alors avec la sonde rugine un lambeau
de muqueuse palatine doublée de son périoste. On introduit ensuite le ciseau entre la canine et la deuxième incisive gauche et on le pousse à petits coups jusqu'à la suture
médiane ; cette suture étant découverte dans ses deux tiers
postérieurs grâce à la dissection préalable du périoste palatin, on introduit à son niveau l'angle du ciseau et on sé-
pare les os qui la composent. Après cela, on fait basculer
l'os et on l'extrait, comme par le procédé ordinaire, en
éprouvant toutefois certaines difficultés à cause de la con-
servation de la portion incisive qui rétrécissait l'espace par
où on devait l'extraire.

Le polype est alors largement à découvert : il occupe,
comme nous l'avons dit, toute la fosse nasale gauche, tout
l'étage supérieur du pharynx et une partie de son étage
moyen. Il a deux prolongements considérables, l'un
interne, l'autre externe, ce dernier, pénétrant dans le sinus
maxillaire sans le déformer extérieurement. Le polype pa-
raissant très-vasculaire dans certains points, on essaya
d'abord de passer une chaine d'écraseur autour de son pé-
dicule, mais comme ce dernier était très-large et très-irré-
gulier, on fut obligé d'y renoncer. La section par ce pro-

cédé eût laissé derrière elle une partie de la masse morbide et c'eût été à recommencer.

Je l'attaquai alors par l'arrachement combiné avec l'excision et la rugination des os. On cautérisa au fer rouge la portion basilaire, mais sur les autres points on suivit les dernières racines du polype, en les attaquant avec des ciseaux courbes ou de fortes pinces à polypes. La cavité des fosses nasales fut ainsi complètement nettoyée et en quelque sorte privée de sa muqueuse dans toute son étendue postérieure, au niveau de l'apophyse basilaire, des sinus sphénoïdaux, de la trompe d'Eustache gauche, du trou déchiré antérieur. Le womer était usé en arrière par le polype qui semblait à cheval sur lui. On réunit ensuite les parties antérieures et si l'on n'avait pas voulu conserver une ouverture permanente pour surveiller la base du polype, on aurait pu réunir la muqueuse palatine au périoste du lambeau génial ; l'os eût pu ainsi être à peu près intégralement reconstitué, mais cela n'entrait pas dans mes plans. L'opération dura une heure ; le malade perdit assez de sang ; mais une fois l'opération terminée, on l'arrêta facilement au moyen de petits morceaux d'éponges imbibés d'eau de Pagliari laissés dans sa cavité.

14 septembre, pouls à 130, il n'y a pas eu de sang depuis l'opération, on enlève quelques fils.

15 septembre, pouls à 120, la réunion extérieure est complète, la figure a sa forme habituelle.

Les jours suivants, le malade eut un peu d'érysipèle ; il se forma un petit abcès qui s'ouvrit extérieurement vers le milieu de l'incision générale ; la fièvre ne tomba que le 22 septembre.

Le 23 septembre, le malade demande à se lever ; il mangeait de bon appétit, il avait du reste été alimenté par du bouillon et du vin dès le jour même de l'opération.

Le 25 septembre, rougeur, tuméfaction au niveau de l'extrémité postérieure de l'incision générale ; un petit abcès s'ouvrit dans l'intérieur de la bouche les jours suivants.

6 octobre, état général parfait, le malade se lève, mange et parle déjà distinctement.

En explorant les parties profondes avec le doigt on réveille une douleur très-vive au niveau de la base d'implantation du polype. Quant aux lambeaux périostiques ils sont dans l'état suivant : le lambeau de muqueuse palatine, laissé flottant après l'opération, a pris une situation transversale et s'est complétement soudé en arrière avec le voile du palais qui était resté intact. Il n'y a pas du tout d'ossification à ce niveau. Quant au périoste de la face externe du maxillaire, il commence déjà à durcir et offre au niveau de la tubérosité une résistance cartilagineuse. La forme du visage est très-régulière, on ne dirait pas du tout que le malade ait subi l'ablation du maxillaire. Qu'il soit au repos, ou qu'il écarte les lèvres pour tousser, les dents incisives maintiennent parfaitement les lèvres.

Deux mois après l'opération on sentait au niveau de la tuberosité maxillaire une résistance osseuse.

La cavité naso-pharyngienne est explorée de temps en temps pour surveiller la base d'implantation du polype. A trois reprises on cautérise avec le beurre d'antimoine des prolongements de muqueuses qui paraissaient suspects ; on a cessé la cautérisation depuis le 6 décembre.

Le 4 avril, le malade présente l'état suivant :

La forme de la tête est presque normale ; sans les cicatrices cutanées et une dépression légère qui existe au niveau de l'incision géniale, on ne dirait pas que le malade a subi l'ablation du maxillaire supérieur. L'intérieur de la cavité buccale présente une ouverture qui permet de passer le doigt et d'explorer la cavité naso - pharyngienne.

On constate qu'il n'y a pas reproduction du polype. Un petit lambeau de muqueuse, qui avait donné des craintes pendant un certain temps, fut cautérisé deux ou trois fois, mais comme il n'avait pas changé depuis 4 mois, qu'il tendait plutôt à diminuer, on l'a laissé subsister.

Le périoste palatin est devenu dur, fibreux, mais il n'est pas encore ossifié, on trouve cependant à la partie postérieure une consistance très-dure. Quant au périoste qui recouvrait la face externe du maxillaire, il a manifestement donné lieu à une production osseuse, arciforme, se dirigeant en pointe en avant et venant s'unir par un tissu fibreux très-fort à l'épine nasale antérieure. Cette masse épaisse, indépressible, impénétrable par de fortes épingles, conservant d'une manière fixe une forme arquée, est bien distincte de l'os malaire et ne peut être constituée que par un tissu osseux de nouvelle formation. On s'est mis en garde contre les causes d'erreur sur ce point et le malade a été présenté à la Société des sciences médicales pour faire constater le résultat.

Une maladie fébrile aiguë, accompagnée de taches rosées, qui fit redouter une fièvre typhoïde, survint douze jours avant la sortie du malade de l'hôtel-Dieu. Je craignis alors de voir, sous l'influence de cet état fébrile, la substance osseuse nouvelle se ramollir et se résorber, comme cela se voit si fréquemment quand une fièvre éruptive grave survient dans la période de la consolidation d'une fracture. Il n'en a pas été heureusement ainsi, et bien qu'en certains points la masse osseuse ait diminué, il en restait encore assez pour constater manifestement la présence d'un tissu osseux nouveau.

Le malade est sorti de l'hôpital le 17 avril ; il était resté en observation 7 mois et 5 jours, depuis son opération.

La reproduction de l'os, dans ce cas-ci, en conservant la forme de la région génio-labiale, a évité cette déformation si disgracieuse du visage, qui accompagne fatalement les ablations du maxillaire pratiquées par la méthode ordinaire. Il reste encore, il est vrai, une perforation de la voûte palatine que nous essayerons de combler dans quelque temps et à laquelle on peut dès à présent remédier par un obturateur. L'absence d'ossification du périoste palatin au bout de 7 mois vient confirmer ce que nous avons fait souvent remarquer sur la lenteur de l'ossification dans le périoste de certains os plats (1).

(1) Depuis l'époque où cette ablation du maxillaire a été pratiquée, M. Ollier a imaginé une nouvelle opération préliminaire consistant dans la section verticale et bilatérale des os propres du nez et de l'a-

pophyse montante du maxillaire. Cette section, faite d'un seul trait de scie, permet d'abaisser l'auvent nasal, de haut en bas, et on a alors une double fenêtre permettant à l'œil et au doigt de fouiller dans l'une et l'autre fosse nasale. On peut mobiliser la cloison de manière à l'infléchir et à droite et à gauche, selon les besoins de l'opération. Une fois le polype extrait, on relève le nez et on le suture au moyen de fils capillaires placés à points très-rapprochés. La vitalité du nez est assurée par un triple pilier inférieur, les ailes du nez sur les côtés et la sous-cloison au centre. Cette opération préliminaire, simple, rapide, innocente et efficace, a été déjà appliquée deux fois sur le vivant, avec un succès complet. L'un des malades a été présenté à la Société des Sciences médicales, il y a un mois environ. La réunion avait eu lieu par première intention dans la plus grande étendue de la plaie et le nez était solidement fixé 20 jours après l'opération.

9 782014 041200